CON GRIN SU CONOCIMIENTOS VALEN MAS

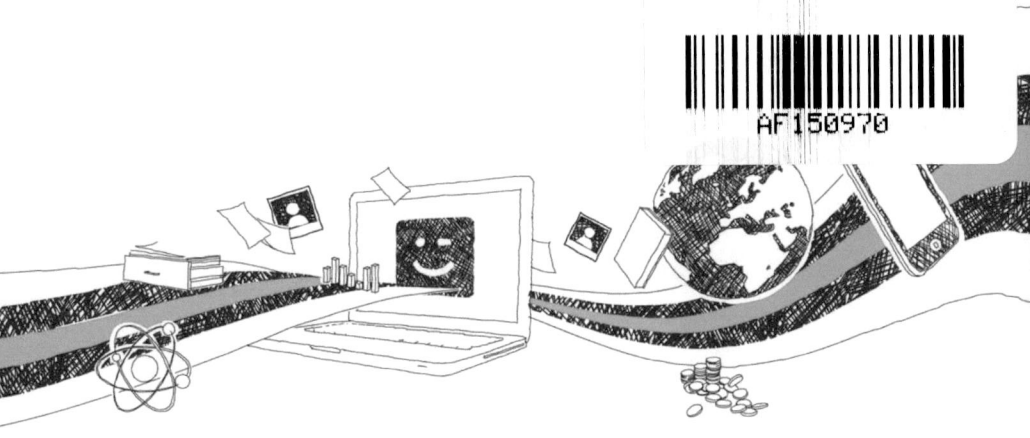

- Publicamos su trabajo académico, tesis y tesina

- Su propio eBook y libro - en todos los comercios importantes del mundo

- Cada venta le sale rentable

Ahora suba en www.GRIN.com
y publique gratis

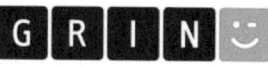

Luz Galvis

Tecnica de Aspiración Endotraqueal

GRIN Publishing

Bibliographic information published by the German National Library:

The German National Library lists this publication in the National Bibliography; detailed bibliographic data are available on the Internet at http://dnb.dnb.de .

Imprint:

Copyright © 2015 GRIN Verlag GmbH
Print and binding: Books on Demand GmbH, Norderstedt Germany
ISBN: 978-3-656-96430-8

This book at GRIN:

http://www.grin.com/es/e-book/299839/tecnica-de-aspiracion-endotraqueal

GRIN - Your knowledge has value

Since its foundation in 1998, GRIN has specialized in publishing academic texts by students, college teachers and other academics as e-book and printed book. The website www.grin.com is an ideal platform for presenting term papers, final papers, scientific essays, dissertations and specialist books.

Visit us on the internet:

http://www.grin.com/

http://www.facebook.com/grincom

http://www.twitter.com/grin_com

UNIVERSIDAD DE CARABOBO
FACULTAD DE CIENCIAS DE LA SALUD
DIRECCION DE POST GRADO
MAESTRIA EN CUIDADO INTEGRAL DEL ADULTO
CRITICAMENTE ENFERMO

TECNICA DE ASPIRACIÓN ENDOTRAQUEAL

Autora: Luz Galvis

MAY0 2015

INTRODUCCION

El profesional de enfermería como promotor de vida y de cuidados se encuentra en la necesidad de proporcionar a los pacientes cuidados que deben estar dirigidos a satisfacer sus necesidades básicas. En el área de cuidados intensivos se requiere contar con los conocimientos necesarios por la diversidad de procedimientos que allí se realizan y de no ser así podrían repercutir en la evolución clínica del paciente.

De manera pues, que dependiendo de la técnica utilizada en el procedimiento como lo es en la aspiración de secreciones endotraqueales, así será la recuperación satisfactoria o el riesgo de complicaciones que comprometen la vida del paciente.

Considerando lo antes planteado, este estudio está enmarcado en la línea de investigación: cuidados de enfermería a pacientes politraumatizado graves y con fallas multiorganicas, el cual tiene como objetivo determinar la efectividad de un Programa de Educación Continuada sobre Aspiración Endotraqueal en Pacientes con Traumatismo Craneoencefálico conectados a ventilación mecánica aplicado al Personal de Enfermeria en sus factores: valoración respiratoria, parámetros ventilatorios, ejecución de la técnica y complicaciones más frecuentes.

BASES TEÓRICAS

Los pacientes que reciben respiración artificial a través de un tubo endotraqueal por lo general requieren de un soporte ventilatorio a través de un ventilador mecánico que realiza la función del pulmón artificial. Al respecto Gonzalez A, Restrepo M, & Sanin P, (2003) Refieren que:

> Un ventilador es una máquina que está diseñada para recibir una fuente externa de alta presión diferentes gases como oxígeno y aire medicinal, con un regulador disminuye en su interior la presión, luego los mezcla y entrega por unos circuitos externos que convergen en una pieza T, se conectan a un tubo orotraqueal o cánula de traqueotomía e ingresan al pulmón y luego recibe el gas expirado, lo filtra y lo saca al medio externo. (P.328)

En este mismo sentido debe mencionarse que la ventilación mecánica está indicada en casos de insuficiencia respiratoria aguda que no puede ser tratada con otros medios no-invasivos en el cual se debe proceder a intubar y ventilar mecánicamente al paciente con unos criterios que beben aplicarse de manera individualizada a cada persona críticamente enfermo, como lo son los parámetros ventilatorios: el modo ventilatorio, el volumen corriente, el Peep, la fio2, presiones picos o presiones mínimas.

Por lo tanto los pacientes que reciben soporte ventilatorio necesitan de unos cuidados que deben ser los adecuados y aplicados de forma oportuna para evitar complicaciones en los mismos.

Por ende, se destacan cuatro grandes factores que influyen en procedimiento de la aspiración endotraqueal como lo es la valoración respiratoria, parámetros ventilatorios, la técnica, y complicaciones más frecuentes:

1.- VALORACIÓN RESPIRATORIA

el personal de enfermería debe tomar en cuenta este parámetro para realizar el procedimiento de la aspiración endotraqueal, utilizado la técnica de inspección para Caraballo, Chalbaud Zerpa, & Gabaldon, (2008) afirman que "durante la inspección debe observarse la capacidad de expansión pulmonar en inspiración forzada y la simetría en los movimientos" (P.70) así mismo establece que debe valorarse el tipo respiratorio, la frecuencia ventilatoria. Con respecto al patrón respiratorio existe diferencia en cuanto a la respiración en ambos sexos y su inversión establece importancia diagnostica ya que "en los hombres predomina el tipo abdominal y en las mujeres el torácico" (Caraballo, Chalbaud Zerpa, & Gabaldon, 2008) (P.71), es decir que la expansión torácica se puede acompañar de la utilización de los músculos accesorios, lo que indica insuficiencia respiratoria.

En este mismo orden de ideas, la frecuencia respiratoria: en condiciones normales es de 16 a 20 por minutos, Caraballo, Chalbaud Zerpa, & Gabaldon, (2008) la clasifica en "bradipnea que es la disminución de la frecuencia respiratoria, taquipnea son respiraciones rápidas y superficial, y la hiperpnea se refiere al aumento de la profundidad y la frecuencia. (P.71)

Dentro de este marco, la auscultación es otro factor elemental para la valoración del tórax ya que permite identificar los ruidos fisiológicos y los anormales y Caraballo, Chalbaud Zerpa, & Gabaldon, (2008) los describe como ruidos fisiológicos a

3

"murmullo vesicular, y ruido Broncovesicular y los patológicos como los ruidos agregados estertores que son los alveolares (crepitantes), bronquiales que son roncus y sibilantes. (P.74, 75). Por consiguiente se considera fundamental la identificación de presencia de los ruidos agregados ya que orienta la actuación del personal de enfermería en la técnica de la aspiración endotraqueal en pacientes intubados.

Tal situación, se considera que debe estar acompañada de los signos vitales asociados como son la frecuencia cardiaca, tensión arterial, frecuencia respiratoria, saturación de oxígeno (Lozada Posada, Rios Gaviria, & Consuelo, s/a) refiere que el "personal de enfermería debe estar atento en el control de los signos vitales, ya que su alteración significa enfermedad o riesgo para la vida del paciente y a su vez son una base para evaluar las respuesta a los tratamiento" (P.24). Tomando en cuenta lo antes mencionado es vital identificar variaciones de los signos vitales antes y después de realizar el procedimiento de la aspiración endotraqueal para evitar complicaciones.

Al respecto, Urden, Lough, & Stacy, (s/a)) refieren que la aspiracion "es un procedimiento esteril que solo debe realizarse cuando el paciente lo nesecita y no de forma rutinaria".(p.256) ,este procidimiento requier de una valoracion previa ademas de una tecnica para poder iniciar el mismo. La aspiración de secreciones del árbol bronquial, se utiliza para el drenaje de secreciones del árbol bronquial principal con la finalidad de despejar las vías aéreas.

Es fundamental destacar que la aspiración es un procedimiento invasivo que debe realizarse en función de la evaluación del paciente: la presencia de secreciones, la viscosidad y la cantidad de moco, el rendimiento neurológico y muscular y la presencia de los reflejos de tos. No debe ser de forma rutinaria. Según Flores Clara y Romero A (2010), lo que requiere del cuidado minucioso del personal de enfermería haciendo valoración previa del estado hemodinámico y del patrón respiratorio, que influyen de manera directa en el soporte ventilatorio, en cual se evidenciaran aumentos de las presiones en las vías aéreas y aumento del flujo máximo el cual indica la presencia de secreción en el tubo endotraqueal.

Ello significa que la presencia de secreciones endotraqueal modifica los parámetros normales y los prefijados en el ingreso del paciente.

2.- PARÁMETROS VENTILATORIOS

Los parámetros ventilatorios son importantes desde el punto de vista clínico ya que ellos dan un punto de referencia al personal de enfermeria en cuanto a la aspiración endotraqueal, tomando en cuenta los prefijados por el personal médico y por los resultados gasométricos. Así mismo Gonzalez A, Restrepo M, & Sanin P, (2003) establece que los parámetros utilizados en un paciente con TEC severo debe ser:

+ Fio2 de 40% o dependiendo de la Pao2

+ Volumen corriente es de 7 a 10 ml/kg.

+ Frecuencia respiratoria de 10 a 12 por min.

+ Presión positiva al final de la espiración (Peep) es de 4 – 5 cmH2O. (p.334)

En este mismo orden de ideas, para el personal de enfermería es muy importante hacer una diferenciación de los parámetros ventilatorios normales y alterados ya que por medio de ellos se puede identificar la necesidad o no de la aspiración endotraqueal, además las alarmas también son indicadores de alguna anormalidad en la ventilación mecánica.

Algunas alarmas que se asocian a presencia de secreción endotraqueal es la presión alta de las vías aéreas que "se debe a secreciones, tuberías de las vías aéreas arroscadas, bronco espasmos, tos mordisqueo en el consentimiento del tubo endotraqueal, condensación del tubo". (Lesur, Cinta, & Ortega, 2008) (P. 143).

Este mismo autor refiere unas series de normas basadas en la evidencia científica:

+ La aspiración realizada según la necesidad, se ha asociado con menos efectos adversos.

+ La aspiración es una intervención esencial en el mantenimiento de las vías respiratorias y debe ser realizado por enfermeras con experiencia, habilidad y conocimiento de los riesgos.

- La aspiración es un procedimiento invasivo que puede conducir a la contaminación de la vía aérea inferior por lo tanto se requiere técnica aséptica que incluye lavado de manos y uso de guantes estériles.

- Las sondas deben ser blandas con un agujero distal central y otro lateral, el calibre de acorde con la cánula de traqueotomía o tubo orotraqueal. La sonda no debe ser más gruesa que la mitad del calibre de la cánula.

- El uso de la presión adecuada para la aspiración reduce el riesgo de atelectasia, hipoxia y daño a la mucosa traqueal.

- La enfermera debe utilizar los equipos de protección individual en la aspiración para protegerse de salpicaduras de la tos.

- Se recomienda que el procedimiento no dure más de 15 segundos.

- La sonda de aspiración debe ser estéril para reducir el riesgo de infección.

- La estimulación traqueal tiene el potencial de causar reacciones vágales que se manifiestan como bradiarritmia o hipotensión.

- Las múltiples aspiraciones en la vía aérea inferior contribuyen a que aparezcan bacterias y su colonización aumente la posibilidad de neumonía nosocomial.

- Para prevenir disminuir la saturación de oxígeno, se recomienda pre- oxigenar, con oxígeno al 100% por lo menos durante 30 segundos antes y después de la aspiración.

- La pre- oxigenación con oxígeno al 100%, reduce la aparición de hipoxemia inducida por la succión hasta el 32%.

3.- EJECUCIÓN DE LA TÉCNICA DE ASPIRACIÓN ENDOTRAQUEAL

Se refiere a todos aquellos pasos que realiza el personal de enfermería para realizar la aspiración endotraqueal siendo:

Pasos previos a la aspiración endotraqueal que se subdivide en paso uno (1) y pasó dos (2).

Pasó uno (1): barreas universales:

Con respecto a las barreras universales, (Garcia & Silva, 2004) Refiere "el uso de barreras protectoras apropiadas, lo que incluyen guantes, batas, máscaras y protectores oculares, para prevenir la exposición de la piel y las mucosas cuando existe el peligro de contacto con sangre u otros líquidos corporales". (P.265) por esta razón se considera que las secreciones endotraqueal es un fluido que amerita ser manejado con precaución utilizado medidas que protejan al personal de enfermería.

Paso (2) preparación del equipo: preparar y revisar todos los equipos quirúrgicos se necesitan para realizar la aspiración endotraqueal

1. Manómetro de vació para el control de presión (Vacumm).
2. Colector de secreciones.
3. Colector con solución de limpieza del sistema.
4. Conexión con control de succión.
5. Sondas de aspiración de Nelaton (con o sin control de succión) con el n° adecuado a cada el calibre del tubo orotraqueal (N° 14,16,18)
6. Guantes estériles.
7. Solución fluidificante
8. Gasas Estériles.

Al respecto Gonzalez A, Restrepo M, & Sanin P, (2003) "la sonda, gasas, guantes y solución salina y agua deben ser completamente estéril" (P.368). En otras palabras se deben emplear la técnica de asepsia y antisepsia para prevenir introducir microorganismos patógenos a la vía aérea.

Después de las consideraciones anteriores es necesario pasar al método utilizado en la técnica de aspiración endotraqueal que involucra tres (3) momentos: antes de la aspiración endotraqueal, durante la aspiración endotraqueal y después de la aspiración endotraqueal.

a) **Antes de la aspiración endotraqueal:**
1. Se pide colaboración de un compañero.
2. Control de los signos vitales del antes de comenzar el procedimiento: Fc, fr, ta y valores de saturación de O2, a fin de evaluar su respuesta y tolerancia.
3. Colocar al paciente en posición Semi-Fowler, sino existe contraindicación.
4. Lavarse las manos.
5. Es una técnica que se debe de realizar de una manera aséptica.
6. Colocación de guantes estériles. Como mínimo la mano diestra (la que introduce la sonda de aspiración). Con la mano dominante retirar la sonda de su envoltura,

sin rozar los objetos o superficies potencialmente contaminados. Enrollar la sonda en la mano dominante.

7. Conectar la sonda de aspiración al tubo del aspirador, protegiendo la sonda de aspiración con la mano dominante y con la otra mano embonar a la parte de la entrada del tubo del aspirador, comprobar su funcionalidad oprimiendo digitalmente la válvula de presión.

b) Durante la aspiración endotraqueal:

1. Realizar la aspiración del paciente, retirando la sonda 2-3 cm (para evitar la presión directa de la punta de la sonda) mientras se aplica una aspiración intermitente presionando el dispositivo digital (válvula) con la mano no dominante. Durante la aspiración se realizan movimientos rotatorios con la sonda tomándola entre los dedos índice y pulgar.

2. La aspiración continua puede producir lesiones de la mucosa, limitar de 10 a 15 segundos y después extraer poco a poco la sonda y esperar, al menos 5 minutos antes de intentar una nueva aspiración.

3. Limpiar la sonda con una gasa estéril y lavarla en su interior con solución para irrigación.

4. Repetir el procedimiento de aspiración de secreciones en tanto el paciente lo tolere, dejando 5 minutos como periodo de recuperación entre cada episodio de aspiración.

5. Se introduce la solución fluidificante (generalmente suero fisiológico). Aproximadamente 0,2 cc. /Kg. de peso. Si es necesario.

Con relación a este último punto Mariño, (2010) establece que es poco aconsejada por dos motivos:

En primer lugar, la capa que contribuye a las propiedades elasticoviscosas de las secreciones respiratorias no es hidrosoluble, lo que significa que la solución salina no puede licuar ni reducir la viscosidad de las secreciones respiratorias. Añadir solución salina a las secreciones respiratorias es como derramar agua sobre grasa. El segundo problema que plantea la instilación de solución salina es el riesgo de infección. Las bacterias forman biopeliculas sobre las prótesis y se ha demostrado biopeliculas bacterianas sobre la superficie interna de tubos endotraqueales y tubos de traqueotomía. Las inyecciones de solución salina en tubos traqueales pueden desprender estas biopeliculas bacterianas. En un estudio que uso tubos endotraqueales de pacientes extubado, los resultados demostraron que la inyección de 5cc de solución salina puede desprender hasta 300.000 colonias de bacterias viables de la superficie interna de los tubos. Por lo tanto, la inyección de solución salina proporciona un vehículo para transportar bacterias al interior de las vías respiratorias. (pág. 472-473)

Según lo antes mencionado, se debe instilar solo si es necesario y no debe ser mayor de 3cc, para evitar instilar se sugiere mantener agua en la cascada o mantener la nariz artificial que le permiten al paciente humidificar las vías respiratorias.

c) Después de la aspiración endotraqueal:

1. Desechar la sonda, guantes, agua y envases utilizados.

2. Auscultar el tórax y valorar los ruidos respiratorios.

3. Realizar la higiene bucal al paciente.

4. Lavar el equipo y enviarlo para su desinfección y esterilización.

5. Documentar en el expediente clínico la fecha, hora y frecuencia de la aspiración de las secreciones y la respuesta del paciente. Asimismo anotar la naturaleza y características de las secreciones en lo que se refiere a su consistencia, cantidad, olor y coloración

Con lo referente a la higien bucal , Mariño, (2010) Refiere que la "aspiración de secreciones bucales al interior de las vías respiratorias superiores es el acontecimiento que provoca la neumonía nosocomial, en la mayor parte de los casos". (pag.71), en muchos casos puede observarse en las UCI como el paciente acumula secreción que va desde cristalina hasta amarilla, considerando que la saliva contiene millones de microorganismos, lo que indica que el lavado bucal es insuficiente.

Po lo tanto, Mariño, (2010) refiere que debe hacerse un régimen de descontaminación que usa antibióticos no absorbibles aplicados localmente en la boca , que debe usarse cada 6 horas hasta que el paciente sea extubado, también está en contra de la creencia de que la insuflación del globo hace un taponamiento que no permite la aspiración de secreciones bucales o alimentaria, ya que " la aspiración de saliva y alimentos líquidos de la sonda han observado en más del 50% de los pacientes conectados a un ventilador con traqueotomías" (pág. 471).

En este sentido, la descontaminación de la boca o la higiene bucal periódica es importante para ayudar a prevenir complicaciones respiratorias en el paciente.

4.- COMPLICACIONES MÁS FRECUENTES

Sucede pues que, las complicaciones que ocasiona la técnica de aspiración endotraqueal es todo aquello que se manifiesta en signos que indican una consecuencia interna generada por un procedimiento externo afectando al sistema cardiovascular, cerebral, y pulmonar.

Con respecto a lo anterior, Flores Clara y Romero A (2010) refiere que "la aspiración de secreciones se ha asociado con el riesgo de hemorragia, infección, atelectasia, hipoxemia, inestabilidad cardiovascular, aumento de la presión craneal, y también puede causar lesiones en la mucosa de la tráquea". Visto de esta forma, el procedimiento de la aspiración endotraqueal debe ajustarse a los criterios y normas establecidos utilizando la valoración respiratoria y aplicando la técnica recomendada, con el fin de disminuir las mencionadas complicaciones.

Otros autores como Moya Marin & Fernandez de Diego, (2011) afirman "que la aspiración endotraqueal no está exenta de ciertos riesgos como la hipoxia, arritmias, hipotensión arterial, atelectasias, paro cardiaco y riesgo de infección en enfermería". (P.85), por lo antes mencionado, existe relación muy cercana entre la utilización del ambu y la hipotensión arterial como lo refiere (Reichman & Simon, 2007: 135) "el ambu puede producir una disminucion del gasto cardiaco e hipotension secundaria al aumentar las presiones intratoracicas". Por lo tanto es recomendable no dar ambu y oxigenar con el mismo ventilador, según este mismo autor Reichman & Simon (Ob, Cit) tambien menciona que el regulador de presion debe estar entre 100 y 120 mmhg... ya que las presiones mas altas pueden producir daños en la mucosa traqueal; asi mismo sugiere que la sonda de aspiracion debe tener aproximadamente la mitad del diametro que el tubo endotraqueal, de no ser asi puede producir lesion en la mucosa traqueal y por ende sangrado de la misma.

En este mismo orden de idea tambien es importamte mencionar otra de las complicaciones como es la hipoxemia por la aspiracion endotraqueal, "...aspire la via aerea durante 10 o 15 segundos con esto el paciente tendra una hipoxemia minima..." (Reichman & Simon, 2007: 136). De este modo la sonda de aspiracion debe introducisce y retirarse en el tiempo establecido evitando la reintroduccion de la misma sin oxigenar al paciente, otro punto muy controversial es la fluidificacion de secreciones ya que algunos autores menciona como un riesgo de infeccion.

Por consiguiente, la instilación del tubo endotraqueal, también se considera un riesgo, siendo esta una práctica muy frecuente y popular sin evidencia científica que la avale, se realiza con el fin de fluidificar y vehiculizar las secreciones haciendo más efectiva la aspiración, sin embargo los estudios realizados por la Lic. María Inés Olmedo (s/a), señalan que las "secreciones y el líquido instilado no se mezclan. Por el contrario, aumenta la producción de secreciones por irritación de la mucosa. La instilación puede producir una disminución grave en la PaO2, daño a nivel pulmonar y cerebral". Visto de esta forma, se considera un aporte valioso tomarlo en cuenta en este estudio ya que puede tomarse precaución a la hora de instilar en el tubo endotraqueal.

Como puede observarse, el cuidado es un proceso recíproco, de intercambio e interpersonal que involucra el bienestar tanto del que recibe como del que lo realiza, en la práctica diaria de enfermeria el cuidado humano es esencial porque de ello depende la recuperación de una persona enferma.

Por esta razón, se toma en cuenta la teoría del cuidado humano escrita por Jean Watson, como un modelo a seguir por el profesional de enfermeria.

JEAN WATSON "TEORÍA DEL CUIDADO HUMANO"

En esta teoría enfermería se dedica a la promoción y restablecimiento de la salud, a la prevención de la enfermedad y al cuidado de los enfermos. Los pacientes requieren unos cuidados holísticos que promuevan el humanismo, la salud y la calidad de vida. El cuidado de los enfermos es un fenómeno social universal que sólo resulta efectivo si se practica en forma interpersonal. El trabajo de Watson contribuye a la sensibilización de los profesionales, hacia aspectos más humanos.

En este mismo sentido Rivera & Triana, (2007) refieren que:

> La doctora Jean Watson, autora de la "Teoría del Cuidado Humano", sostiene que "ante el riesgo de deshumanización en el cuidado del paciente, a causa de la gran reestructuración administrativa de la mayoría de los sistemas de cuidado de salud en el mundo, se hace necesario el rescate del aspecto humano, espiritual y

transpersonal, en la práctica clínica, administrativa, educativa y de investigación por parte de los profesionales de enfermería". (p.3)

En relación con este último, destaca que la profesión de enfermeria debe estar en la educación continua e investigación que manifiesta estar a la par de los adelantos científicos en el cuidado a las personas enfermas, que conllevan a cuidados eficaces y oportunos que influyen en la recuperación del mismo.

LA EDUCACIÓN CONTINÚA DEL PROFESIONAL DE ENFERMERÍA

Domínguez Bautista, (2008) refiere que la educación continua es:

> Un proceso de formación y/o actualización en conocimientos y habilidades al que las personas se someten con el propósito de mejorar su desempeño profesional, debe estar basada en una teoría pedagógica que le permita construir y reforzar el conocimiento, sin olvidar que es una actividad académica dirigida a modificar actitudes, conductas y hábitos, con la finalidad de mejorar el desempeño profesional y erradicar rutinas. (pag.116)

Es evidente entonces, que el proceso educativo se encuentra influenciado por diversas teorías pedagógicas que han determinado la educación continua y las necesidades académico- formativas, de manera oportuna en los profesionales de enfermería, por lo que es considera relevante mencionar la teoría del aprendizaje significativo.

TEORÍA DEL APRENDIZAJE SIGNIFICATIVO

En esta investigación se piensa beneficioso el sustento de la teoría como es el aprendizaje significativo ya que se refiere al conocimiento que se adquiere a largo plazo, además produce un cambio cognitivo y pasa de una situación de no saber a saber. Está basado en la experiencia, depende de los conocimientos previos, igualmente la finalidad de este estudio es en base a la experiencia y el conocimiento que posee el personal de enfermería en cuanto a la técnica de aspiración endotraqueal.

(Enciclopedia de la Psicopedagogia., S/A) refiere que el aprendizaje significativo es, según el teórico norteamericano David Ausubel: "sostiene que la persona que aprende recibe informacion verbal, la vincula a los acontecimientos, previamente adquiridos y, de esta forma, da una nueva informacion, asi como la informacion antigua, un sgnificado especial" (pag 271). De la misma manera, se quiere relacionar la experiencia del personal de enfermeria con los nuevos aportes que se utilizan en este estudio de los diferentes autores consultados en los ultimos años, para la construccion de nuevas tendencias en la tecnica y procedimiento de la aspiracion endotraqueal con el fin de disminuir complicaciones en el paciente.

Esta teoría, fue postulada en la década de los sesentas por el psicólogo cognitivo David Ausbel, y propone cuatro procesos mediante los cuales puede ocurrir el Aprendizaje Significativo:

1. Subsunción derivada. Esto describe la situación en la cual la nueva información que aprendo es un caso o un ejemplo de un concepto que he aprendido ya. Así pues, supongamos que he adquirido un concepto básico tal como "la aspiracion endotraqueal" que es un procedimiento esteril que debe de cumplir con criterios para la aspiracion y lleva una secuencia en sus pasos de aplicación y que ademas utiliza un material medico quirurgico.

2. Subsunción correlativa. Ahora, supongamos que encuentro una nueva clase de aspiracion endotraqueal .Para acomodar esta nueva información, tengo que alterar o ampliar mi concepto de la aspiracion. En cierto modo, se puede decir que este aprendizaje es más "valioso" que el del subsunción derivado, puesto que enriquece el concepto de conocimiento superior.

3. Aprendizaje supraordinario. Imaginemos que estoy familiarizado con la aspiracion endotraqueal, pero no sabía, hasta que me enseñaron, que este procedimiento posee una razon cientifica para ejecutarlo. En este caso, conocía por experiencia mas no del concepto, pero no sabía el concepto mismo hasta que me fue enseñado. Éste es aprendizaje del superordinal.

4. Aprendizaje combinatorio. Los primeros tres procesos de aprendizaje implican que nueva información se "añade" a una jerarquía en un nivel debajo o sobre de el previamente adquirido. El aprendizaje combinatorio es diferente; describe un proceso por el cual la nueva idea sea derivada de otra idea que no sea ni más alta ni más baja en la jerarquía, pero en el mismo nivel (en una "rama" diferente, pero relacionada). Por ejemplo, es ir relacionando la experiencia con la explicacion cientifica de cada paso que se realiza en la aspiracion endotraqueal.

El aprendizaje significativo, contribuye a que las personas, puedan discernir de mejor manera la información, ya que fusionan la información previa que se tenía del tema y la que nos presentan en los temas que es más innovada y actualizada, facilitando en entendimiento de la información.

En tal sentido, (Escuela para Maestros. Enciclopedia de pedagogia practica., 2006) refiere que " durante el apendizaje significativo, la estructura cognitiva se enriquece con un nuevo material de aprendizaje que se incorpora y, de esta forma, cambia cualitativamente" (pag 627). Es por ello que se toma en cuenta la realizacion de un programa educativo sobre tecnicas y procedimiento de la aspiracion endotraqueal que comprende una parte teorica y la otra es practica

En este mismo orden de ideas, el programa Educativo: "es un Instrumento curricular para las actividades de enseñanza-aprendizaje generales. Pueden utilizarse para desarrollar actividadesy demás contenidos de una destrezaen específico; así como las estrategias y recursos que se quieran". Según Martinez Yolanda (2009). Esta herramienta es fundamental, ya que se podra enzeñar y evaluar el aprendizaje obtenido en cuanto a la tecnica de aspiracion endotraqueal.

DEFINICION DE TERMINOS

Programa de educacion continuada: conlleva la actualizacion y consiste en un proceso activo y permanente para que el trabajador adquiera, renueve, refuerce y movilice sus conocimientos tanto teoricos como practicos.

Paciente intubado: Enfermo dependiente que se encuentra con tubo endotraqueal interno.

Tubo endotraqueal: catéter de luz gruesa que se introduce en la tráquea a través de la boca o de la nariz hasta un punto situado por encima de la bifurcación de la tráquea proximal en los bronquios. Se utiliza para administrar oxígeno y en la anestesia general.

Aspiracion endotraqueal: Es la técnica que se realiza con el objetivo de mejorar el intercambio gaseoso a nivel alveolar.

Ventilacion mecanica: Es todo procedimiento de respiración artificial que emplea un aparato mecánico para ayudar o sustituir la función respiratoria, pudiendo además mejorar la oxigenación e influir en la mecánica pulmonar.

Parametros Ventilatorios: se refiere a variaciones del ventilador mecanico, para el funcionamiento intrapulmonar.

14

REFERENCIAS BIBLIOGRÁFICAS

Gonzalez A, M. A., Restrepo M, G., & Sanin P, A. (2003). fundamentos de medicina. pacientes en estado critico. medellin colombia: corporacion para investigaciones biologicas.

Lesur, L., Cinta, V., & Ortega, O. (2008). Cuidado Critico de Enfermeria. Mexico : Trillas.

Lozada Posada, N., Rios Gaviria, M., & Consuelo, M. (s/a). Manual de Enfermeria Zamora. Bogota D.C Colombia.: Zamora Editores Ltda.

Mariño, P. (2010). El librode la UCI. España: Lippincott Williams & Wilkins.

Martinez, Y. (2009). Programas Educativos. Disponible en:http://es.scribd.com/doc/16665459/Programas-Educativos. Consultado el el 19 de marzodel 2013.

Moya Marin , P., & Fernandez de Diego, M. S. (2011). Ventilacion Mecanica. Manual para enfermeria. España.: 2da Edicion. Bubok Publishing. S.L.

Reichman, & Simon. (2007). Urgencias Emergencias. Madrid España: Marban libros,S.L.

Urden, L. D., Lough, M. E., & Stacy, K. m. ((s/a)). Cuidados Intensivos en Enfermeria. España: Harcourt/ Oceano.